Las claves más evidentes del Ébola

Diego Molina Ruiz

Las claves más evidentes del Ébola

Autor: *Diego Molina Ruiz*

Edita: *Molina Moreno Editores*

molina.moreno.editores@gmail.com

Diseño de portada: *Molina Moreno Editores*

Edita: Molina Moreno Editores

molina.moreno.editores@gmail.com

Diseño de portada: Molina Moreno Editores

ISBN-10: 1503051153
ISBN-13: 978-1503051157
Las claves más evidentes del Ébola – v. 1.0
Primera Edición – 24/10/2014 – Edición solidaria
Serie Científico-Técnica - Libro 1

DEDICATORIA

A todos los pacientes de ébola y a sus cuidadores.
En especial a ti *Teresa.*

¡Salud y Ánimo!

Diego Molina Ruiz

CONTENIDOS

	Presentación	i
1	El Ébola	1
2	Su Transmisión	11
3	Signos y Síntomas	19
4	El Diagnóstico	23
5	El Tratamiento	27
6	La Prevención	31
7	Su Distribución	55
8	Epidemiología	63
9	Información Adicional	71
10	Bibliografía	97

PRESENTACIÓN

El presente libro que tienes ahora en tus manos, es el resultado de varios años de interés por la enfermedad producida por el virus del ébola y de recopilación de la información necesaria, para poder mostrar a las personas interesadas en conocer a una de las enfermedades más inquietantes surgida relativamente en poco tiempo y que suscita un interés muy especial, como es el posible contagio de una enfermedad que a día de hoy no dispone de una terapia ni vacuna fiable o definitiva.

Como señalaba con anterioridad, mi interés por este tema en concreto, data del año 2010 cuando editamos y publicamos el cuarto volumen de la línea de especialización, y que denominamos Cuidados en Servicios de apoyo al Diagnóstico y Terapéutica Biofísica, referido en este volumen a los distintos Laboratorios de Inmunología, Genética, Citología, Anatomía Patológica y Microbiología.

En este primer libro de la serie del virus del ébola, se realiza un recorrido preliminar por algunas de las claves que pueden ser más evidentes de la enfermedad producida por el temido virus del ébola. Una vez desveladas estas claves esperamos conseguir por una parte en el lector la tranquilidad que genera el conocimiento descrito y por otra poder contribuir sin ánimo de lucro con los beneficios de la venta del libro a las distintas ONG que hoy operan en las zonas afectadas, con la ilusión personal de intentar aportar un granito de arena en la resolución de tan grave situación.

Diego Molina Ruiz

1 EL ÉBOLA

El virus del Ébola causa en el ser humano la Enfermedad por Virus del Ébola (EVE) es una patología vírica muy grave, antes conocida como fiebre hemorrágica del Ébola, cuya tasa de letalidad puede llegar al 90%.

A día de hoy, el brote de ébola más mortífero de la historia comenzó en Guinea Conakry, donde se detectaron los primeros casos el pasado mes de marzo de 2014. El virus se ha extendido ya por Liberia, Sierra Leona, Nigeria y Senegal provocando la muerte de más de 4.000 personas.

1.1.- Historia

Desde la antigüedad algunos historiadores hacen referencia a una plaga en Atenas, que provocó la muerte de entre 50.000 y 300.000

personas en plena Guerra del Peloponeso (430 A.C.) sigue siendo uno de los grandes enigmas médicos de la antigüedad. El denominado "Síndrome de Tucídides" por ser este historiador el que relató sus terribles efectos pues terminó abruptamente con Pericles y con su siglo y que actualmente se piensa que pudo tratarse de un brote de fiebre hemorrágica causada por un virus similar al ébola. Según Tucídides el virus había llegado de Etiopía y provocaba violentos dolores de cabeza y sufusiones de sangre en la garganta y en la lengua. "El cuerpo se ponía de color lívido, hacia rojo y aparecían pústulas y úlceras (…) La inquietud se hacía intolerable y morían al séptimo o noveno día. Si sobrevivían este tiempo aparecían extenuantes diarreas que terminaban con la vida del enfermo". La descripción bien puede asociarse al ébola, aunque algunos estudios más recientes de la Universidad de Atenas señalan como causa probable a una epidemia de fiebre tifoidea que es provocada por una bacteria llamada "Salmonella Tiphy".

1.2.- Origen

Una vez hemos anotados estos ejemplos históricos y remotos, el virus se detectó por vez primera en el año 1976 en dos brotes simultáneos ocurridos en Nzara (en Sudán) y Yambuku (en la República Democrática del Congo). La aldea en la cual se produjo el segundo de ellos está situada cerca del río Ébola, que da nombre al virus. El género Ebolavirus es, junto con los otros géneros Marburgvirus y Cuevavirus, uno de los tres miembros de la familia Filoviridae (filovirus). El género Ebolavirus que comprende cinco especies distintas:

1. ebolavirus Bundibugyo (BDBV);
2. ebolavirus Zaire (EBOV);
3. ebolavirus Reston (RESTV);
4. ebolavirus Sudan (SUDV), y
5. ebolavirus Taï Forest (TAFV).

Las especies BDBV, EBOV y SUDV se han asociado a grandes brotes de EVE en África, al contrario de las especies RESTV y TAFV. La especie RESTV, encontrada en Filipinas y China, puede infectar al ser humano, pero hasta el momento no han sido comunicado casos de enfermedad humana ni de muerte debidos a ella. Los brotes de EVE se producen principalmente en aldeas remotas de África central y occidental, cerca de la selva tropical.

Aunque como ya hemos señalado el primer caso de ébola detectado por el hombre se dio en 1976, desde algunos años antes ya se dio un caso de Marburg en Europa, que apareció simultáneamente en Alemania y Yugoslavia a raíz de importar unos monos de la especie "cercopithecus aethiops", conocida como cercopiteco verde. El virus de Marburg no es exactamente lo mismo que el virus del Ébola pero ambos son filovirus que pertenecen a la misma subcategoría, que son los virus de fiebre hemorrágica.

En efecto, en agosto de 1967 llegó a Europa una partida de monos procedentes de Uganda y destinada a unos laboratorios de Alemania y Yugoslavia. A los pocos días, una extraña enfermedad comenzó a afectar al personal encargado de remover los desechos de animales, principalmente en el laboratorio alemán y de forma más aislada, también en el caso yugoslavo. Treinta personas resultaron afectadas en total, falleciendo siete de ellas, lo que suponía un 23% de letalidad. Al menos en cinco casos, la enfermedad fue adquirida por contacto entre los enfermos. La enfermedad empezaba con fiebre, cefalea, mialgias y malestar general y el laboratorio destacaba además una elevación de las transaminasas, una baja cantidad de glóbulos blancos y una alarmante disminución de las plaquetas que dejaba a los enfermos sin defensas.

El virus de Marburg no volvería a aparecer

hasta ocho años después, en 1975, cuando un viajero tuvo que ser ingresado en un hospital de Sudáfrica a su vuelta de un largo viaje por Rhodesia. El viajero murió, mientras que un compañero suyo y una enfermera también contagiados, lograron sobrevivir. Un año después de aquello, se dieron dos casos parecidos y simultáneos en dos regiones africanas. El primero fue en el norte de Zaire, donde 318 personas resultaron afectadas, muriendo 280, una terrible letalidad del 90% hasta entonces nunca vista.

El primer fallecido registrado fue Mabalo Lokela, un profesor de 44 años que regresaba de un viaje por el norte del Zaire. Por su alta fiebre, le diagnosticaron un caso de malaria, pero tuvo que regresar a los pocos días con síntomas que incluían vómitos y hemorragias. A los 14 días de presentarse los primeros días, falleció. La cepa Zaire, la misma que está afectando estos días a Conakry, Liberia y Sierra Leona, ha resultado ser la más letal del virus.

Al tiempo que esto ocurría en Zaire (en la actual República Democrática del Congo), en el sur de Sudán se vivía un caso parecido, con 284 contagios y 151 muertos, lo que suponía una letalidad del 53%. En aquel brote se constató que la mayor extensión del virus se produjo de forma intrahospitalaria, persona a persona y por la posible reutilización de las agujas ya contaminadas. Por aquel entonces se desconocía todo sobre el virus, incluida su rápida expansión a través de la sangre.

Debido al peligro de contagio, las pruebas de aquellos casos se enviaron a distintos laboratorios, entre ellos el Microbiological Research Establishment, un laboratorio de Porton, Inglaterra, especialista en trabajar con muestras peligrosas y que casualmente había analizado también los casos de Alemania y Yugoslavia nueve años antes. Los análisis llegaron a la conclusión de que se trataba de un virus morfológicamente idéntico al Marburg, es decir, un filovirus, pero serológicamente distinto. Estaban por tanto ante un nuevo virus y para su bautizo evitaron usar nombres de países o ciudades, para no perjudicarles gratuitamente achacándoles el origen de un virus del que nada se conocía. Optaron por escoger el nombre de un pequeño río que discurre al norte de Yambuku y marcha hacia el oeste, el Ébola.

Ya por entonces se asoció el virus con los murciélagos, pues tanto el brote original en Sudán como el siguiente en 1979, se iniciaron entre trabajadores sudaneses de una fábrica de algodón, en cuyo techo colgaban miles de aquellos animales. Además hubo otros dos casos tanto en 1980 como en 1987 de personas que enfermaron al entrar en una cueva con murciélagos en el este de Kenia.

En el año 2005 la revista Nature publicó las conclusiones de un grupo de científicos que dijo haber localizado el origen del ébola en tres tipos de murciélagos frugívoros africanos. Tres especies, Hypsignathus monstrosus, Epomops franqueti y Mynoceris torquata resultaron ser los potenciales vectores de transmisión, al no padecer la enfermedad aun entrando en contacto con el virus.

Fuente: TI - 05/07/2014

1.3.- Pronóstico del Ébola

El pronóstico de la fiebre hemorrágica por virus del Ébola suele ser reservado o bastante desfavorable, ya que está considerada una patología potencialmente mortal. El período de tiempo que transcurre desde el inicio de los síntomas hasta la muerte varía entre un par de días hasta las tres semanas Se estima que la tasa de mortalidad por fallo de múltiples órganos y posterior shock hipovolémico va desde un 50 a un 90%, variando según el tipo de virus del Ébola que cause la infección y del estado inmunológico del paciente.

1.4.- La respuesta de la Organización Mundial de la Salud

La OMS aporta aquellos conocimientos especializados y documentación para apoyar la investigación y el control de la enfermedad.

En el documento *Interim infection control recommendations for care of patients with suspected or confirmed Filovirus (Ebola, Marburg) haemorrhagic fever*, en marzo de 2008, que está siendo actualizado, contiene recomendaciones acerca de cómo evitar la infección cuando se proporciona asistencia médica a pacientes con EVE presunta o confirmada.

La OMS ha elaborado una lista de verificación de las precauciones generales que se han de adoptar en la asistencia médica (en fase de actualización). Esas precauciones están concebidas para reducir el riesgo de transmisión de agentes patógenos, entre ellos los de origen sanguíneo; su aplicación universal ayudará a prevenir la mayoría de las infecciones transmitidas por exposición a sangre o líquidos corporales.

Se recomienda aplicar las precauciones generales cuando se atienda y trate a cualquier paciente, independientemente de que sea un caso de infección presunta o confirmada. Estas precauciones representan el nivel básico de control de las infecciones e incluyen la higiene de las manos, el uso de equipo de protección personal para evitar el contacto directo con sangre y líquidos corporales, la prevención de los pinchazos con una aguja y algunas lesiones con otros instrumentos cortopunzantes, junto con un conjunto de medidas de control ambiental.

Fuente: OMS Nota descriptiva n.° 103 Abril de 2014

2 SU TRANSMISIÓN

El virus es transmitido al ser humano por algunos animales salvajes y se propaga en las poblaciones humanas por la transmisión de persona a persona. Y se ha considerado que los huéspedes naturales del virus son los murciélagos frugívoros pertenecientes a la familia Pteropodidae. En concreto, se piensa que los denominados murciélagos frugívoros, y en particular los *Hypsignathus monstrosus, Epomops franqueti y Myonycteris torquata*, que son posiblemente los huéspedes naturales del virus del Ébola en África. Por ello, la distribución geográfica de los Ebolavirus puede coincidir con la de dichos murciélagos.

En concreto el virus del Ébola se introduce en la población humana por contacto estrecho con los órganos, sangre, secreciones u otros líquidos corporales de animales infectados. En África se han documentado casos de infección asociados a la manipulación de chimpancés, gorilas, murciélagos frugívoros, otros monos, antílopes y puercoespines infectados que se habían encontrado muertos o enfermos en la selva. Posteriormente, el virus se propaga en la comunidad mediante la transmisión de persona a persona, por contacto directo (a través de las membranas mucosas o de soluciones de continuidad de la piel) con órganos, sangre, secreciones, u otros líquidos corporales de personas infectadas, o por el contacto indirecto con algunos materiales contaminados por dichos líquidos.

Las ceremonias de inhumación en las cuales los integrantes del cortejo fúnebre suelen tener contacto directo con el cadáver también puede ser causa de transmisión. Los hombres pueden seguir transmitiendo el virus por el semen hasta siete semanas después de la recuperación clínica.

La infección del personal sanitario al tratar a pacientes con EVE ha sido frecuente cuando ha habido contacto estrecho y no se han observado estrictamente las precauciones para el control de la infección.

Entre algunos de los trabajadores que han

tenido contacto con monos o con cerdos infectados por el RESTV se han registrado varios casos de infección asintomática. Por tanto, parece que esta especie tiene menor capacidad que otras de provocar enfermedad en el ser humano. Sin embargo, los datos recopilados al respecto solo se refieren a varones adultos sanos, y sería prematuro extrapolarlos a todos los grupos de población, como los pacientes inmunodeprimidos o con otros trastornos médicos subyacentes, las embarazadas o los niños.

En resumen, cuando una persona ya está infectada, la transmisión del virus es de persona a persona por contacto directo con órganos, sangre, secreciones, u otros líquidos corporales. También el estar en contacto con los cadáveres de personas fallecidas a causa de EVE puede provocar el contagio a quien lo manipula. Por ello, las medidas de protección del personal sanitario ante estos casos, como los de las funerarias posteriormente en caso de fallecimiento son vitales para que no se propague el virus.

Son necesarios más estudios sobre el RESTV antes de que se puedan sacar unas conclusiones algo más definitivas sobre su patogenicidad y virulencia en el ser humano.

2.1.- El virus del Ébola en animales

Aunque los primates no humanos han sido una fuente de infección para las personas, se cree que no son el reservorio del virus, sino los huéspedes accidentales, como los seres humanos. Desde 1994 se han registrado brotes de EVE causada por las especies EBOV y TAFV en chimpancés y gorilas.

El virus RESTV ha causado brotes de EVE grave en los macacos cangrejeros (*Macaca fascicularis*) criados en Filipinas, y también se ha detectado en monos importados de Filipinas a los Estados Unidos en 1989, 1990 y 1996, y a Italia en 1992.

Desde 2008, el virus RESTV se ha detectado en varios brotes epidémicos de una enfermedad mortal en cerdos en Filipinas y China. También se han notificado casos de infección asintomática en cerdos, pero las inoculaciones experimentales han revelado que este virus no causa enfermedad en el cerdo.

Fuente: OMS Nota descriptiva n.° 103 Abril de 2014

2.2- Riesgo de infección por el virus del Ébola

El riesgo de infección por algún virus del

Ébola es extremadamente bajo, incluso si vive en zonas afectadas o ha viajado a ellas, siempre que no haya estado expuesto a líquidos corporales de una persona o de un animal infectado, ya estén vivos o muertos.

El contacto con líquidos corporales incluye el contacto sexual sin protección con los pacientes durante las siete semanas siguientes a su restablecimiento.

En todos los brotes ocurridos desde el año 1976, en el que se produjo el primer brote por este virus en África, no se ha producido ningún caso importado de Ébola en Europa, con excepción de la repatriación del religioso procedente de Liberia, que se ha realizado con las máximas medias de seguridad.

El contacto fortuito en los lugares públicos con las personas que aparentemente no están enfermas no transmite la enfermedad. Pues los afectados no transmiten el virus antes de mostrar síntomas.

No puede contraer el virus del Ébola por manipular dinero o alimentos, ni por bañarse en una piscina. Los mosquitos no transmiten el virus del Ébola.

El virus del Ébola no es muy estable y es muy sensible a la desinfección. Se elimina fácilmente con jabón, lejía, luz solar o con la sequedad. Con el lavado de la ropa en la lavadora se destruye el virus.

El virus del Ébola sobrevive durante poco tiempo en superficies que están al sol o que se han secado.

Fuente: Ministerio de Sanidad, Servicios Sociales e Igualdad 22 de Agosto de 2014

2.3.- El nivel de riesgo según el tipo de contacto

El riesgo de infectarse con el virus Ébola de acuerdo con el tipo de contacto que se realice se resume en el siguiente cuadro, en el que se ponen algunos ejemplos:

Nivel muy Bajo o desconocido:

Un contacto casual con un paciente febril, el contacto casual con individuos en cuidados ambulatorios o los sometidos a autocuidados. Ejemplos: el compartir una sala de estar o el transporte público, las tareas de recepcionista, etc.

Nivel Bajo:

Contacto estrecho con un paciente febril, contacto estrecho con individuos sometidos a cuidados ambulatorios, contacto estrecho con individuos sometidos a unos autocuidados; individuos que realizan toma de muestras para el diagnóstico; los individuos que realizan las mediciones de la temperatura corporal o de la presión arterial.

En el caso de estrecho contacto (utilizando correctamente los equipos de protección personal), con pacientes que tosen o vomitan, tienen hemorragias nasales o diarreas.

Nivel Alto:

Contacto percutáneo, punción con agujas, exposición de mucosas a sangre contaminada con el virus, fluidos corporales, tejidos o muestras de laboratorio de los pacientes gravemente enfermos y positivos.

Fuente: Ministerio de Sanidad, Servicios Sociales e Igualdad (MSSSI) 22 de Agosto de 2014

3 SIGNOS Y SÍNTOMAS

Como ya hemos señalado, la EVE es una grave enfermedad vírica aguda que se suele caracterizar por la aparición súbita de fiebre, debilidad intensa y dolores musculares, de cabeza y de garganta, lo cual va seguido de vómitos, de diarrea, de erupciones cutáneas, disfunción renal y/o hepática y, en algunos casos, hemorragias internas y externas. Los resultados enviados al laboratorio muestran una disminución del número de leucocitos y plaquetas, así como elevación de las enzimas hepáticas.

Durante el período de incubación, que puede durar alrededor de una semana (y rara vez hasta las dos semanas) después de la infección, los síntomas iniciales abarcan:

- Artritis
- Dolor de espalda (lumbago)
- Escalofríos
- Diarrea
- Fatiga
- Fiebre
- Dolor de cabeza
- Malestar
- Náuseas
- Dolor de garganta
- Vómitos

Los síntomas tardíos abarcan:

- Sangrado por ojos, nariz y oídos
- Sangrado por la boca y el recto (sangrado gastrointestinal)
- Inflamación de los ojos (conjuntivitis)
- Hinchazón genital (labios y escroto)
- Aumento de la sensación de dolor en la piel
- Erupción en todo el cuerpo que a menudo contiene sangre (hemorrágica)
- Paladar con apariencia roja

Puede haber signos y síntomas de:

- Coma
- Coagulación intravascular diseminada
- Shock

Los pacientes ser contagiosos mientras el virus esté presente en la sangre y en las secreciones. El virus del Ébola se ha aislado en el semen hasta 61 días después de la aparición de la enfermedad en un caso de infección contraída en el laboratorio. El periodo de incubación (intervalo desde la infección hasta la aparición de los síntomas) oscila entre 2 y 21 días, pero el promedio es entre 8 y 10 días.

La recuperación del paciente depende de su respuesta inmunitaria.

Las personas que consiguen recuperarse de la infección por el virus del Ébola producen anticuerpos que duran por lo menos 10 años.

Fuente: OMS Nota descriptiva n.° 103 Abril de 2014

Posibles Variaciones Asintomáticas:

Hay evidencias de que existen variaciones asintomáticas del ébola: es decir, hay gente que estuvo expuesta al virus sin sucumbir nunca a él ni mostrar síntomas de infección, como sostienen un grupo de especialistas estadounidenses presidido por Steve E. Bellan de la Universidad de Texas en Austin, insiste en que tales variaciones del virus mortal hubieran podido inocular "silenciosamente" una significativa parte de la población, y esperan usar este hecho para poder combatir el brote. Según han publicado en la revista "The Lancet". Desde su punto de vista, se debe siempre verificar si estos individuos han adquirido como resultado la total inmunidad al ébola y, en dependencia de los resultados, revisar las estrategias del tratamiento de la enfermedad, sin esperar hasta que aparezca una vacuna. Si queda probado que "la infección sin enfermedad" crea inmunidad en la gente, la epidemia quedará ahogada mucho más rápidamente de lo pensado y afectará a menos personas, sostienen estos autores.

En consecuencia, si se llega a identificar a los individuos que están protegidos de futuras infecciones, y ellos podrán contribuir en desacelerar la epidemia: por un lado, podrán trabajar en misiones de asistencia en las áreas más afectadas por el ébola y por otra parte, pueden ser útiles como donantes de la sangre que supuestamente debe contener anticuerpos contra la enfermedad con el fin de poder hacer transfusiones a los contagiados.

4 EL DIAGNÓSTICO

Antes de establecer un diagnóstico de EVE hay que descartar: paludismo, fiebre tifoidea, shigelosis, cólera, leptospirosis, la peste, las rickettsiosis, la fiebre recurrente, la meningitis, hepatitis y otras fiebres hemorrágicas víricas.

No es de fácil diagnóstico, ya que al oscilar entre los 2 y 21 días su periodo de incubación, en ocasiones se puede ralentizar mucho su diagnóstico aumentando así la posibilidad de contagio entre personas sin saber que ya están contagiadas por el virus.

Las infecciones por el virus del Ébola solo pueden diagnosticarse de manera definitiva mediante las distintas pruebas de laboratorio específicas, entre las que están:

- prueba de inmunoadsorción enzimática (ELISA);
- pruebas de detección de antígenos;
- prueba de seroneutralización;
- reacción en cadena de la polimerasa con transcriptasa inversa (RT-PCR);
- aislamiento del virus mediante cultivo celular.

Pero otras pruebas de laboratorio como el hemograma pueden también aportar datos sugestivos de la infección, como los glóbulos blancos que suelen estar muy disminuidos (leucopenia). Así mismo, puede observarse elevación de la cifra de hematocrito, que se trata de una medida indirecta del estado de deshidratación del paciente y de las plaquetas que participan en la coagulación, las cuales se encuentran ya disminuidas (lo que se conoce como trombocitopenia). Más de la mitad de los pacientes ya afectados pueden desarrollar algún grado de hemorragia.

Las muestras de los pacientes suponen un enorme peligro biológico, y las pruebas tienen que realizarse en unas condiciones de máxima contención biológica, así pues el Diagnóstico se debe realizar en Laboratorios especializados para estudiar microorganismos de un nivel 4 de Bioseguredad detectando los antígenos o anticuerpos específicos y/o aislando el virus.

La presencia de la trombocitopenia y de la leucopenia con las aminotransferasas elevadas (AST ALT) éstas son característica de los filovirus y algunas otras fiebres hemorrágicas virales, pero una evolución progresiva grave con dolor abdominal y diarrea debe conducir a la sospecha de un filovirus. La erupción no se observa con las otras fiebres hemorrágicas virales.

Los viriones son profusos y característicos en los casos graves. Las tinciones negativas de suero y cortes finos de capa leucocitaria o tejido fijado (hígado, riñón) son útiles, pero es muy necesaria la medición cuidadosa de los viriones putativos y su estructura interna para establecer el diagnóstico.

Debido a que el virus Ébola es altamente virulento, deben ser tomadas precauciones especiales durante la recolección de aquellos especímenes. El aislamiento del virus de suero de fase aguda en cultivos celulares apropiados (células Vero, células MA-104) es el mejor método de diagnóstico. Los tejidos útiles para el aislamiento del virus son hígado, bazo, nódulos linfáticos, riñón y corazón obtenidos durante necropsia. Durante la viremia, pueden visualizarse bien las partículas mediante una microscopía electrónica. Luego los títulos de anticuerpos en suero se determinan mediante inmunofluorescencia indirecta y ELISA. Un caso positivo debe ser confirmado mediante la radio-inmunoprecipitación o bien análisis de Western Blot. También se emplean técnicas de PCR. El suero de pacientes sospechosos debe inactivarse mediante radiación gamma antes de manejarse. Pues no se pueden realizar test de neutralización para los filovirus. La confirmación por laboratorio de los casos iniciales es necesaria cuando se sospecha una epidemia por la infección por el virus del Ébola (EVE) o fiebre hemorrágica del Ébola (FHE). Una vez que este brote haya sido confirmado, ya no es necesario el colectar especímenes para el estudio de cada paciente, especialmente sin las condiciones de seguridad adecuadas, ni del soporte preciso y necesario del laboratorio.

Fuente: OMS Nota descriptiva n.° 103 Abril de 2014

5 EL TRATAMIENTO

Hasta la fecha, no hay ningún tratamiento específico y/o definitivo, aunque ya se están evaluando algunos de los nuevos tratamientos farmacológicos.

En los casos graves se requieren cuidados intensivos. Estos enfermos suelen estar muy deshidratados y necesitar rehidratación por vía intravenosa o bien oral con soluciones que contengan electrólitos.

Por todo ello, lo más importante y casi lo único que se puede hacer ante un brote es una prevención eficaz para evitar el contagio.

Así, la Organización Mundial de la Salud, elaboró en el año 2008 una estrategia sobre el protocolo a seguir ante el EVE, métodos de prevención y de tratamiento de los pacientes (Interim infection control recommendations for care of patients with suspected or confirmed Filovirus haemorrhagic fever). Aunque el mismo está siendo actualizado para alcanzar una mayor eficiencia, se recomienda seguir estas precauciones generales para frenar el avance de la enfermedad.

Fuentes: OMS Nota descriptiva n.° 103 Abril de 2014 y Bioinformática de la Universidad Autónoma de Barcelona.

Puesto que, como hemos indicado, hoy en día no existe ningún medicamento específico dirigido a combatir el virus del Ébola, esto ha obligado al total de la comunidad científica internacional, a luchar contra la infección con los únicos medios disponibles a su alcance: los tratamientos con los sueros específicos y/o antivirales y adicionalmente sólo es posible realizar un tratamiento sintomático o medidas de apoyo. Entre ellas tenemos: para la fiebre, administrar algunos medicamentos como el Acetaminofén, intentando evitar el uso del ácido acetilsalicílico, por el riesgo que existe de manifestaciones hemorrágicas; también se debe ingerir abundantes líquidos para evitar la deshidratación y guardar reposo en cama.

Si el paciente tiene algunas manifestaciones hemorrágicas requerirá la administración por la vía endovenosa de líquidos, así como un concentrado rico en plaquetas, de factores de coagulación o de transfusiones de sangre si existen pérdidas importantes.

A la par, dentro del tratamiento del ébola, es necesario llevar un control estricto de los signos vitales como la frecuencia cardiaca, el pulso junto con la presión arterial con el fin de poder determinar cualquier signo indicativo de shock.

A día de hoy, debido al virulento brote de Ébola-Zaire que está teniendo lugar en África Occidental, se está procediendo a tratar a algunos pacientes con un suero experimental conocido como ZMapp, contiene preparados de anticuerpos que pueden proteger de las infecciones. Otras compañías farmacéuticas trabajan ya a contrarreloj para dar con una vacuna efectiva para luchar frente este virus. Mientras que, a algunos enfermos se les está administrando, con resultados positivos en algunos casos, el suero hiperinmune (plasma sanguíneo) obtenido de los pacientes que han conseguido superar la enfermedad, por lo que su sangre ha generado los anticuerpos para combatir la infección.

Por otra parte, al combinar unos antivirales de un amplio espectro como el denominado favipiravir, que se trata de un medicamento en fase de experimentación, y únicamente testado en animales pequeños, sería muy interesante porque se trataría de un antiviral de amplio espectro, es decir, que se ha probado en muchos virus y en muchos de ellos ha sido eficaz, con ello, se puede conseguir disminuir de forma considerable la carga viral en el paciente afectado.

Fuente: Administración de Alimentos y Medicamentos (FDA) 2014

6 LA PREVENCIÓN

No se dispone de vacuna contra la EVE. Se están probando varias, pero ninguna está aún disponible para el uso clínico.

6.1.- El control del virus del Ébola de Reston en animales domésticos

Tampoco existe ninguna vacuna para los animales contra el RESTV. Se considera que la limpieza y la desinfección regulares (con hipoclorito sódico u otros detergentes) de las granjas de cerdos y monos es muy eficaz para inactivar el virus. Si se sospecha que se ha producido un brote, los locales deben ponerse en cuarentena inmediatamente.

Para reducir el riesgo de transmisión al ser humano puede ser necesario sacrificar a los animales que están infectados, supervisando estrechamente la inhumación o incineración de los cadáveres. La restricción o prohibición del movimiento de animales de las granjas infectadas hacia otras zonas puede reducir la propagación de la enfermedad.

Como las infecciones humanas han estado precedidas de brotes por RESTV en cerdos y monos, el establecimiento afín de un sistema activo de vigilancia de la sanidad animal para detectar casos nuevos es esencial con el fin de alertar de forma temprana a las autoridades veterinarias y de salud pública.

6.2.- Reducción del riesgo de infección humana por el virus del Ébola

A falta de un tratamiento eficaz y de una vacuna humana, la concienciación sobre los factores de riesgo de esta infección y sobre las medidas de protección eficaz que las personas pueden tomar es la única forma de reducir el número de infecciones y muertes humanas.

En África, cuando se produzcan brotes de EVE, todos los mensajes educativos de salud pública para reducir los riesgos se deben de centrar en varios factores.

- Reducir el riesgo de transmisión de los animales salvajes al ser humano como consecuencia del contacto con los murciélagos de la fruta, los monos o simios infectados y del consumo de su carne cruda. Deben utilizarse guantes y otras prendas de protección apropiadas para manipular animales. Sus productos (de sangre y carne) deben de estar bien cocidos antes de consumirlos.

- Reducir el riesgo de transmisión de persona a persona en la comunidad a consecuencia del contacto directo o estrecho con los pacientes infectados, y muy especialmente con sus líquidos corporales. Hay que evitar el contacto físico estrecho con pacientes con EVE y utilizar tanto guantes como el equipo de protección personal adecuado para atender a los enfermos en el hogar. Es necesario lavarse bien las manos y con regularidad tras visitar a enfermos en el hospital, así como después de cuidar a enfermos en el hogar.
- Las comunidades afectadas por la EVE deben informar a la población acerca de la naturaleza de la enfermedad y de aquellas medidas de contención de los brotes, en especial la inhumación de las personas fallecidas. Los enfermos que mueren por esta causa deben de ser sepultados tan rápidamente como sea posible y en condiciones de seguridad.

En África, las granjas de cerdos pueden participar en la amplificación de la infección debido a la presencia de los murciélagos frugívoros. Deben implantarse medidas de bioseguridad para limitar la transmisión. En lo que respecta al RESTV, todos los mensajes educativos de salud pública deben centrarse en la reducción del riesgo de transmisión del cerdo al ser humano como consecuencia de prácticas poco seguras de cría y sacrificio, así como del consumo de sangre fresca, leche cruda o tejidos animales.

Deben utilizarse guantes y otras prendas protectoras apropiadas para poder sacrificar o manipular animales enfermos o sus tejidos. En las zonas en las que se han notificado casos de infección por RESTV en cerdos, todos los productos animales (sangre, carne y leche) deben estar bien cocidos antes de su consumo.

6.3.- Control de la infección en centros de atención médica

La transmisión del virus del Ébola de persona a persona se asocia principalmente al contacto directo o indirecto con sangre o líquidos corporales. Se han notificado algunos casos de transmisión al personal sanitario en situaciones en las que no se habían adoptado medidas apropiadas de control de la infección.

No siempre es posible poder identificar precozmente a los pacientes con EVE porque los síntomas iniciales pueden ser inespecíficos. Por este motivo, es importante que todos los profesionales de la salud observen en todo momento, así como en todos sus centros las precauciones más recomendables en todos los pacientes, independientemente del posible diagnóstico. Entre las mismas se encuentran la higiene básica de las manos, la higiene respiratoria, el uso de equipos de protección personal (en función del posible riesgo de salpicaduras u otras formas de contacto con materiales infectados) y prácticas de inyección e inhumación seguras.

Los trabajadores sanitarios que atienden a los pacientes con una infección presunta o confirmada por el virus del Ébola deben aplicar, además de las precauciones generales, otras medidas de control de las infecciones para evitar cualquier exposición a la sangre o líquidos corporales del paciente y el contacto directo sin la protección con el entorno posiblemente contaminado. Cuándo tengan contacto estrecho (de menos de 1 metro) con los pacientes con EVE, estos profesionales sanitarios deben protegerse bien la cara (con máscara o mascarilla médica y gafas) y usar una bata limpia, aunque no estéril, de mangas largas y los guantes (estériles para algunos procedimientos).

Quienes trabajan en el laboratorio también corren riesgo. Las muestras tomadas a efectos de diagnóstico de personas o animales con infección presunta o confirmada por el virus del Ebola deben ser manipuladas por personal especializado y procesarse en los laboratorios adecuadamente equipados.

Fuente: OMS Nota descriptiva n.° 103 Abril de 2014

6.4.- El protocolo de actuación ante una posible Aeroevacuación médica

Una vez que por parte de las instituciones competentes, se toma la decisión de realizar la evacuación, se ponen en marcha todas las actuaciones sanitarias de carácter operativo, para la evacuación de los pacientes con la Enfermedad por el virus Ébola.

6.4.1 Objetivo

Estandarizar la preparación y puesta en marcha de aeroevacuación de pacientes con enfermedad por virus del Ébola, desde el aeropuerto en país del rescate al hospital de referencia en territorio nacional.

6.4.2 Selección del personal

Se conformará todo un equipo médico especializado en el manejo de pacientes con enfermedades infecciosas, y entrenado en las prácticas de prevención y de control de la infección.

Teniendo en cuenta la naturaleza de la enfermedad del paciente a repatriar, durante el viaje se acompañará sólo de aquel personal imprescindible

Se recomienda contar con una figura del "observador" como una persona que está pendiente en todo momento de los distintos movimientos de los otros, para indicarles cómo proceder en algunos momentos y evitar, dentro de lo posible, gestos o maniobras peligrosas desde el punto de vista de la contaminación (quitarse y ponerse trajes, disponer material, etc.).

6.4.3 Elección de la aeronave

La aeronave a emplear ha de ser rápida para no tener al paciente expuesto al medio aéreo más de lo estrictamente necesario, espaciosa en su interior para permitir la movilidad, con baja sonoridad para que el personal pueda comunicarse entre sí y con el paciente si fuese necesario, con alta luminosidad y que permita un fácil embarque y desembarque.

De las aeronaves disponibles en España, se consideró que las aeronaves apropiadas para este tipo de evacuaciones médicas podrían ser en los Airbus A-310, y Boeing 707.

6.4.4 Preparación previa al vuelo

6.4.4.1 <u>Del personal</u>

· Previo al inicio del viaje se realizará una primera reunión informativa con el personal implicado en la evacuación y con toda la tripulación de la aeronave. Se deberá aportar la máxima información sobre la misión a realizar.

· El equipo médico se encargará de explicar a la tripulación de vuelo antes del viaje de ida, sobre el significado y el correcto uso de las zonas del avión medicalizado; así como del correcto uso y colocación de los equipos de protección individual (EPI).

· Durante la realización del viaje, el equipo médico y la tripulación incidirán acerca de las medidas especiales que deberán tener en cuenta durante la recogida, trasferencia a la aeronave y su traslado en vuelo.

6.4.4.2 <u>Del material médico</u>

· La disposición de los equipos, así como del material médico, que será siempre una responsabilidad del médico responsable.

· El material sanitario específico para el paciente infeccioso, deberá incluir:

- Monitorización básica: pulsioxímetro de adulto desechable, electrodos, termómetro digital.

- Dispositivos Oxigenoterapia: mascarilla / gafas nasales.

- Kit de Canalización de Vía Venosa periférica: alargadera 100 cm, llave 3 pasos sin aguja.
- Kit de Sondaje Vesical: pinza y bolsa colectora de repuesto.
- Pañal de adulto de contención.
- Empapadores y gasas.

· Podrá disponer de cámaras de aislamiento provistas de sistema de presión negativa.

Según la disponibilidad se deberían llevar cámaras de repuesto.

· Se dispondrán un mínimo de cuatro equipos de protección personal completos incluyendo las gafas y las mascarillas por cada un tripulante sanitario, más uno por cada tripulante de vuelo de la misión, se llevarán además algunos trajes extra para cualquier eventualidad que surgiera durante la misión.

· Para la recogida de los residuos, se emplearán los contenedores normalizados y legislados por el Ministerio de Sanidad, teniendo en cuenta tanto la capacidad como la disponibilidad de espacio en la aeronave a emplear.

· Equipos de protección individual.

El equipo para la protección individual del personal sanitario y de todo aquel que pueda estar en contacto directo con el paciente deberá constar de:

- Protección de manos, mediante el uso de guantes de nitrilo o látex (1).
- Protección del cuerpo, mediante traje de protección biológica (trajes de buzo) (2).
- La protección respiratoria, mediante mascarillas auto-filtrantes FFP-2 y FFP-3 (3).
- Protección ocular, mediante gafas de protección anti-salpicadura (4).
- Protección de pies, mediante botas de goma (5).

(1) Han de cumplir las normas europeas UNE-EN 14126:2004, UNE-EN 420:2003+A1:2010, UNE-EN 420:2004+a1:2010 Y une-en 374-1:2004.

(2) Han de cumplir la norma europea UNE-EN 14126:2004.

(3) Han de cumplir la norma europea UNE-EN 149:2001+A1:2010.

(4) Han de cumplir la norma europea UNE-EN 166:2002 y UNE EN 170:2003.

(5) Han de cumplir la norma UNE EN ISO 20347.2013

6.4.4.3 De la Aeronave

La aeronave debe adaptarse al traslado del paciente, para lo cual se harán las siguientes adecuaciones:

· Intentar retirar, completa o parcialmente el Galley posterior, ya que la entrada y salida del paciente sería preferentemente por la parte posterior de la aeronave, o si no fuera posible por el portón lateral.

· La delimitación de una zona como sucia o contaminada, una zona de tránsito y una zona limpia o no contaminada, tal y como se describe en el apartado 6.4.5.1.

· Colocación y correcta estibación de las cámaras de aislamiento con las camillas, puestos de control y material médico. Se debe reclinar un asiento por cada cámara instalada.

6.4.5 Medidas de prevención y control de la infección

6.4.5.1 Aeronave

· Delimitación de zonas en la aeronave:

· Se creará una zona posterior en la que irían las cámaras de aislamiento (en unas cinco o seis filas de asientos), esta zona que denominaremos *Zona Sucia o Contaminada* y a la que se aconsejaría no acceder a los miembros de la tripulación de la aeronave, por lo cual deberán trasladar todo lo que necesiten para la realización de su trabajo a las zonas anteriores del avión. El acceso quedaría restringido solo en el caso de alguna extrema necesidad o emergencia, y será siempre notificándolo previamente al equipo médico, debidamente protegido con traje de aislamiento, máscara, gafas y guantes y siempre acompañado de un miembro del equipo médico que supervisará sus movimientos para evitar contaminación accidental. Minimizando el tiempo de estancia en esa zona y sometiéndose siempre a las indicaciones del personal sanitario.

En esta zona todos los asientos deben de estar protegidos con bolsas y empapadores, los suelos deben de estar protegidos con plástico impermeable así como las paredes de la aeronave.

Se debería intentar aislar el paso a esta zona con plásticos u otro material lo más aislante posible a modo de puerta.

· Por delante de la zona sucia se crearía una segunda área: *Zona de Tránsito,* de tres filas de asientos, en la que el personal que pase a la zona sucia deberá cambiarse obligatoriamente tanto para entrar como para salir de la misma. En ella debe haber contenedores de residuos situados en los dos pasillos, cajas con guantes, máscaras y trajes de aislamiento. En esta zona tanto los asientos como el suelo deberán estar preparados exactamente igual que en la zona sucia.

· Por delante de ella quedarían dos filas de asientos que los consideraremos limpios, *Zona Limpia o No Contaminada.* Y se recomienda disponer de un aseo exclusivo para esta zona.

6.4.5.2 Paciente

El paciente podrá ser trasladado en una cámara de aislamiento, provista de sistema de presión negativa.

Se recomienda emplear una cámara de aislamiento de base dura. En caso de emplear una de base blanda (como la ISO ARK N36) se recomienda con un sistema basado en la superposición de estructuras para soportar el peso del paciente:

Sistema fijo sobre asiento abatido

A.-Camilla Nido (2 piezas) fijada a railes de línea de asientos + Colchón de vacío.

Sistema para movilizar al paciente

B.-Tablero espinal ligero + colchoneta de espuma densa + Cámara de aislamiento.

Ambos sistemas se unen para seguridad en tiempo de vuelo con la cinta que ancla la camilla nido al tablero, en puntos delantero y trasero.

En el interior de la cámara se recomienda poner varios empapadores para absorber las secreciones del paciente.

6.4.5.3 Equipo médico

· Se recomienda siempre que sea posible el uso de trajes de aislamiento completos, que lleven las botas incorporadas. Con cierre de cremallera a ser posible posterior. Con capuchón completo con pantalla a modo de gafa y con máscara incorporada, ajustada a un sistema de soporte que se coloque en la cabeza y que lleve un sistema de aire que evite que la máscara se empañe. En el mercado existen dos sistemas, uno con ventilador incorporado para permitir refrescar de modo permanente y el otro con un sistema de ventilación autónomo.

· Se recomienda también un sistema de comunicación entre los diferentes miembros del equipo médico y un fotóforo incorporado que permita ver con claridad la zona en la que se trabaja y sin producir sombra.

· Los guantes deben ajustar bien sobre el traje para permitir trabajar con seguridad y altos para poder ajustar bien sobre el traje.

6.4.6 Actuaciones en el aeropuerto de recogida del paciente

· No se permitirá el acceso a la aeronave de nadie, una vez aterrizado en el aeropuerto de destino a no ser que lo autoricen tanto el responsable de la misión médica como el comandante de la misma y lo hará con las condiciones de seguridad y aislamiento que se le indiquen.

· Si algún miembro de la tripulación debe abandonar la nave para realizar misiones de mantenimiento o de carga lo hará con el equipo de protección que se haya decidido previamente y se retirara el mismo en el momento de acceso al avión tal y como se le indique.

· Se recomienda disponer de una tienda para realizar el tratamiento de preparación de los pacientes en el aeropuerto, que pueda ser montable fácilmente, ligera y cuyo desmontaje sea también rápido. Asimismo se debe prever algún otro sistema de iluminación puesto que puede ser necesario realizar la transferencia del paciente de noche (sistema de iluminación de la tienda, trajes con luces incorporadas, un foco con la alimentación autónoma o con alimentación del avión)

· Los enfermos infecciosos serán aislados cuidadosamente antes de entrar a la aeronave, en la pista del aeropuerto o en cualquier instalación disponible.

· El proceso de carga de los pacientes se hará con las mayores garantías de seguridad, se hará siempre de uno en uno y por la puerta que se les indique y siempre manteniendo alejados a los miembros de la tripulación.

· Como regla general se colocará el paciente en peores condiciones, en la zona más próxima a la de descanso del personal médico.

6.4.7 <u>Evaluación en el punto de entrada al país</u>

· El aeropuerto de entrada debería ser, preferiblemente, uno de aquellos Puntos de Entrada ya designados de acuerdo con lo que se ha establecido en el Reglamento Sanitario Internacional (RSI-2005).

· El estacionamiento de la aeronave se realizará en un lugar aislado en el aeropuerto.

Ninguna de las personas podrá abandonar la aeronave hasta que no finalice el control sanitario.

· El Equipo de control sanitario en el punto de entrada (Sanidad Exterior) está compuesto por un grupo de acción, de al menos dos sanitarios, un médico, responsable del operativo, un enfermero, y un grupo de apoyo compuesto por dos médicos.

· El Equipo de control, una vez que se ha colocado los equipos de protección individual se irán aproximando a la aeronave. El médico responsable del operativo es el que accede a la aeronave, quedando el enfermero a pies de avión a la espera de instrucciones. En su interior se comprueba que la persona a la cual se va a repatriar se encuentra instalada adecuadamente en la camilla o cámara de aislamiento; la adecuación del habitáculo; se solicita informe al responsable médico de la aeronave sobre el estado del afectado y sobre la existencia de algún tipo de incidente en vuelo, tanto del afectado como del resto de la tripulación, que en su caso deberá constar en la Parte Sanitaria de la Declaración General de Aeronave.

· Se recoge un informe clínico del paciente, donde constará la medicación administrada en el vuelo, para su entrega al equipo encargado del traslado que se encuentra en pista.

· Tras ser evaluada la situación general de la aeronave se autoriza la salida del paciente, que se realiza en coordinación con los equipos sanitarios del traslado.

· Una vez concluida la actuación sanitaria, el equipo se retirará los EPI en un punto ya antes designado y se eliminarán siguiendo el procedimiento establecido en el apartado 6.4.8.

· El equipo se lavará las manos tras la retirada de los EPI frotándolas durante unos 40-60 segundos con agua y una solución desinfectante (clorhexidina) y secándolas con una toalla desechable.

· Se recogerá información epidemiológica de todo el personal que ha participado en el operativo, especificando el nivel de riesgo adquirido, para su posterior seguimiento.

6.4.8 Limpieza y desinfección de la aeronave y desecho de los residuos biológicos

· El equipo de Control Sanitario supervisa la limpieza y desinfección de la aeronave y el adecuado desecho de los residuos biológicos.

· El procedimiento seguido es el que ha sido establecido en la "Guía de higiene y saneamiento de los transportes aéreos" de la OMS, específicamente lo indicado en el apartado para desinfección posterior a un evento en la aeronave.

· Todo el material biológico potencialmente peligroso, incluyendo todos los EPI, se deben introducir en contenedores convenientemente rotulados como "peligro biológico", y ser depositados a pie de pista.

· La desinfección debe ser realizada por una empresa homologada por las autoridades sanitarias españolas y con productos biocidas con capacidad viricida autorizados para su uso en aeronaves, aprobados por el gobierno español (Ministerio Sanidad, Servicios Sociales e Igualdad).

· En el caso de la repatriación efectuada se ha utilizado en concreto, un producto que contiene peroximonosulfato de potasio, y que se encuentra autorizado para su utilización en la desinfección aérea mediante técnica de nebulización con el producto diluido en agua. La desinfección debe realizarse por personal especializado y es recomendable un plazo de seguridad de 3 horas en ausencia de personas, ventilándose adecuadamente antes de entrar de nuevo en el recinto.

· Una vez recogido todo el material, debe ser transportado por una empresa autorizada para el manejo de los residuos biológicos y posteriormente destruido adecuadamente.

· Una vez concluida la actuación sanitaria,

el Jefe de Equipo elaborará un informe de todas aquellas actuaciones realizadas para su posterior distribución a las distintas unidades competentes.

6.4.9 Traslado del enfermo al hospital de referencia

6.4.9.1 Preparación

Las ambulancias que trasladen al paciente deben plastificarse, tanto el habitáculo como todo el material necesario para el manejo del paciente.

· El habitáculo: se plastificarán de forma independiente el techo, suelo y paredes de la ambulancia, uniendo los diferentes plásticos con cinta americana. La ventanilla y rejillas de ventilación que comuniquen el habitáculo con la cabina serán selladas con plástico y cinta americana.

· El material que lleve la ambulancia deberá ir plastificado o en doble bolsa en función de que sea material fijo o portátil.

· Otros materiales: bolsas de recogida de residuos biológicos (bolsas rojas), bolsa de recogida de vómitos, spray con hipoclorito sódico, un Equipo de Protección Individual (EPI) de repuesto por profesional (que irán en la cabina de la ambulancia), y cinta americana.

Junto con la ambulancia saldrá un vehículo que, una vez realizada la transferencia del paciente, pueda permitir el regreso de los profesionales que han ido en el habitáculo de la ambulancia al centro base de operaciones.

Los profesionales que vayan a realizar el traslado deberán, antes de entrar en contacto con el paciente, protegerse con un EPI (previa higiene de manos).

6.4.9.2 Traslado al hospital de referencia

Si el paciente viene en una cámara de aislamiento, se desplazará la cámara hasta la ambulancia. En caso de que las condiciones del paciente obliguen a sacarle de la cámara de aislamiento, donde el paciente deberá llevar, al menos, mascarilla quirúrgica y guantes con el fin de disminuir la contaminación, y si su situación clínica se lo permite, vistiendo un mono.

El conductor de la ambulancia, que irá vestido con el EPI correspondiente, actuará como hombre limpio de forma que no entrará en contacto nunca con el paciente y será el responsable de abrir y cerrar la ambulancia.

Una vez en el hospital, se realizará la transferencia del paciente en la que participará tan sólo el personal del habitáculo. Los profesionales que vayan en el habitáculo se retirarán las calzas y guantes exteriores antes de entrar al hospital, colocándose material limpio siempre que haya habido contacto con fluidos del paciente.

Se dará traslado al personal sanitario del hospital el informe clínico efectuado por el equipo de la aeronave y se les informara de cualquier intervención que se haya podido realizar en el traslado desde el aeropuerto al hospital.

El material que haya sido utilizado para la transferencia del paciente como es la camilla, será después reintroducido en el habitáculo de la ambulancia por el personal que ha estado en contacto con el paciente.

Todo el material desechable que se utilice para el manejo del paciente y que ya tenga contaminación biológica, será introducido en las bolsas o contenedores para este tipo de residuos.

Es recomendable que la ambulancia vaya escoltada por un vehículo de seguridad para minimizar el riesgo de que se produzca un incidente de tráfico durante el traslado.

6.4.9.3 Descontaminación del personal

Una vez que se haya dejado al paciente en el hospital y que se haya cerrado el habitáculo de la ambulancia, el personal regresará al hospital para proceder a la retirada del EPI. En caso de que se haya producido salpicadura de algún fluido sobre el EPI, se procederá a la descontaminación del mismo antes de su retirada mediante ducha o lavado.

El material retirado se depositará en bolsas rojas que se rociarán con hipoclorito al 1% antes de su depósito en los cubos habilitados en los hospitales al efecto para su posterior gestión.

Se procederá a la higiene de manos.

Los profesionales deberán colocarse de nuevo un EPI que llevarán en la cabina del conductor de la ambulancia, y regresarán al centro base de operaciones de ambulancias en dicha cabina.

En el centro base de las operaciones se procederá a la retirada de los EPI y los residuos generados se depositarán en el contenedor especialmente preparado para este fin, siempre antes de retirar los últimos pares de guantes de nitrilo.

6.4.9.4 Descontaminación del vehículo

La descontaminación se realizará en los siguientes pasos:

· En el hospital de destino, el material utilizado para la atención del paciente será introducido en bolsas rojas que se rociarán con una solución de hipoclorito 1:100 antes de su depósito en el correspondiente cubo de residuos.

· En el centro base de operaciones de las ambulancias, es donde se procederá a la descontaminación del habitáculo y material del mismo en el siguiente orden:

- Desinfección del habitáculo plastificado con un desinfectante adecuado en aerosol, aplicado según las instrucciones del fabricante.
- Retirada de los plásticos: una vez pase el tiempo establecido por el fabricante, en la desinfección del interior de la ambulancia, se procederá a la retirada de los plásticos. El personal que realice este trabajo deberá llevar también EPI.
- Los materiales reutilizables, que necesiten una especial descontaminación (ventiladores, bala de oxígeno portátil etc) se desinfectarán con una solución, preparada recientemente, de hipoclorito 1:100 de lejía de uso doméstico.
- Las superficies, materiales etc.: se desinfectarán con una solución, preparada recientemente, de hipoclorito 1:100 de lejía de uso doméstico por el mismo personal, que utilizará un EPI.
- Finalmente se procederá al lavado con agua y jabón o detergente.

Por último:

· Todos los residuos (tanto de la atención al paciente, de la descontaminación del personal, como de la descontaminación de la propia ambulancia) serán siempre tratados todos como biopeligrosos y serán gestionados por una empresa autorizada, a la que previamente se habrá informado sobre el material que se ha introducido en los contenedores.

· Una vez descontaminado y lavado el vehículo, quedará preparado para la siguiente operación.

Fuente: Ministerio de Sanidad, Servicios Sociales e Igualdad (MSSSI) 5 de Septiembre de 2014

7 SU DISTRIBUCIÓN

En cuanto a la distribución hasta el mes de Agosto de 2014, a la cabeza de los países que más víctimas mortales se ha cobrado el ébola se encuentra la República Democrática del Congo (anteriormente denominada Zaire entre 1971 y 1997). Allí, desde que se detectó la enfermedad por primera vez, 746 personas han perdido la vida por su contagio. En 1976 el primer año del que se tiene noticia de un contagio por ébola 280 personas murieron en el Congo.

Bien es cierto que las escalofriantes cifras de fallecidos, en constante aumento, durante este verano en la costa occidental de África central, ha llevado a Guinea, Sierra Leona y Liberia a estar a la cabeza de esta triste lista. Guinea es ya el segundo país donde más personas han fallecido por causa del ébola (351), seguida por Sierra Leona, con 286 fallecidos, Uganda, que en esta ocasión no se ha visto afectado por el virus (269), y Liberia, con 143. Todo parece indicar que el número de muertos seguirá en aumento.

7.1- Brotes de la enfermedad del Ébola en el pasado

Se han presentado brotes de la enfermedad del Ébola en el pasado en los siguientes países:

- República Democrática del Congo (Zaire)
- Gabón
- Sudán del Sur
- Costa de Marfil
- Uganda
- República del Congo
- Sudáfrica (importado)

7.2- Brote actual de la enfermedad del Ébola en todo el mundo

El brote actual (2014) de la enfermedad del Ébola se ha presentado en los siguientes países del mundo:

- Guinea
- Liberia
- Sierra Leona
- Nigeria

- España (Importados y contagio de los mismos)
- Estados Unidos (Importados y contagio de los mismos)

7.3- Antecedentes y Cronología

El 22 de marzo el Ministerio de Sanidad de Guinea Conakry notificó a la OMS un brote de enfermedad por el virus Ébola (EVE). Las investigaciones epidemiológicas retrospectivas indican que el primer caso de EVE ocurrió probablemente en diciembre de 2013 en la zona forestal de Gueckedou. Al comienzo del brote los casos se notificaron principalmente en los tres distritos del sureste de Guinea Conakry, que en concreto son los distritos de (Guekedou, Macenta y Kissidougou) y además posteriormente en la misma capital, Conakry. A finales de marzo, se habían notificado los primeros casos en zonas fronterizas de los países vecinos, Liberia y Sierra Leona.

Tras la aplicación de las primeras medidas de control, el número de los casos nuevos descendió a finales del mes de abril, pero posteriormente se produjo una resurgencia del brote, con la aparición de nuevos casos y muertes fundamentalmente en Sierra Leona y en Liberia.

El 30 de julio Nigeria confirmó la detección

de un caso probable de EVE importado, en un ciudadano que viajó en avión desde Liberia (Monrovia) hasta Nigeria (Lagos). El paciente había iniciado síntomas compatibles antes de embarcar en el avión en Monrovia y tenía los antecedentes de contacto real con un caso confirmado de la enfermedad (su hermana falleció por EVE el 16 de julio). El brote se extendió posteriormente a la ciudad de Port Harcourt a través de una persona relacionada con el brote de Lagos que viajó a Port Harcourt, siendo el caso índice de dicha ciudad, un médico que tuvo numerosos contactos de riesgo al inicio de la enfermedad.

El 26 de Agosto de 2014 el Ministro de Salud de la República Democrática del Congo (RDC) notificó a la Organización Mundial de la Salud (OMS) un brote de la enfermedad por el virus Ébola en la provincia de Ecuador. Entre el 28 de julio de 2014 y el 18 de agosto se había detectado un aumento en el número de gastroenteritis febriles (577 casos con 65 fallecimientos) en el distrito extremadamente remoto de Boende, ubicado en la provincia de Ecuador al noroeste de la RDC. Entre el 20 y el 22 de agosto de 2014 se realizó una investigación conjunta entre el Ministerio de Salud de la RDC, la OMS, el Centro de Control de Enfermedades de Estados Unidos

(CDC) y Médicos sin Fronteras (MSF) y se concluyó que los 24 casos, incluyendo las 13 muertes, cumplían la definición de caso de EVE. Pero el caso índice fue el de una mujer embarazada de Watsi Kengo la cual había preparado la carne de un animal salvaje que había cazado su marido y que falleció el 11 de agosto de fiebre hemorrágica no identificada. Debido a las costumbres funerarias de la zona, no se entierra a mujeres embarazadas y se realizó una cesárea post- mortem para extraer el feto. Posteriormente se identificaron casos de fiebre hemorrágica y fallecimientos entre los trabajadores sanitarios, expuestos durante la cirugía, así como los que manejaron los cuerpos de los fallecidos y los asistentes al sepelio.

Las muestras se enviaron a los laboratorios de Kinshasa y Gabón para la confirmación de EVE y para secuenciación genética. El caso índice y los 80 contactos no tenían historia de viajes a los países afectados por el Brote de Ébola en África Occidental (Guinea, Liberia, Nigeria, o Sierra Leona) o historia de contacto con individuos procedentes de aquellas áreas afectadas. Los resultados de la secuenciación genética del virus, realizada en el International Centre for Medical Research (CIRMF) en Gabón, indican que se trata de virus de la cepa

Zaire, de un linaje autóctono de la RDC y estrechamente relacionado con un brote que se produjo en año 1995 en este país. Estos resultados, junto con el resto de investigación epidemiológica, indican que el brote de Ébola en la RDC no está relacionado con el brote en África Occidental.

El 27 de agosto de 2014, el Ministerio de Salud de Senegal confirmó el primer caso importado de enfermedad por virus de ébola (EVE) en el país, en la ciudad de Dakar. Se trata de un estudiante de 21 años que procedía de Guinea Conakry. Se escapó de Guinea en donde estaba en vigilancia por haber estado en contacto con un caso confirmado de EVE en su país y tuvo varios contactos en Senegal que a 20 de septiembre ya habían completado su vigilancia. La OMS considera que debe haber un tiempo igual a dos periodos de incubación sin casos nuevos para declarar a un país libre de EVE.

Se han identificado ya varios escenarios de transmisión: en algunas comunidades rurales, facilitada por algunas prácticas culturales y las creencias tradicionales; en las áreas urbanas densamente pobladas, incluyendo las capitales de los tres países más afectados (Freetown, Conakry y Monrovia), donde el seguimiento de los contactos es particularmente difícil; y transmisión transfronteriza, facilitada por los frecuentes movimientos de personas a través de las fronteras, lo que ha contribuido a la extensión de las zonas afectadas.

La transmisión continúa tanto a un nivel comunitario, en parte relacionada con la clara existencia de algunas cadenas de transmisión no identificadas en la comunidad, como en los centros sanitarios, debido a la insuficiencia de recursos humanos, materiales e instalaciones apropiadas para llevar a cabo un control adecuado de la infección.

El 30 de septiembre EEUU detectó por primera vez un caso importado en su territorio. Se trata de un varón que voló de Liberia asintomático el 20 de septiembre y comenzó con síntomas en Dallas cuatro días más tarde. El 26 de septiembre acudió a un hospital y se le aisló en dicho hospital dos días más tarde. Donde el 30 de septiembre fue confirmado como EVE.

En España es donde se produce el 6 de Octubre de 2014 el primer contagio fuera de África Occidental que se ha registrado. Es una auxiliar de enfermería Teresa R. que atendió a Miguel Pajares y Manuel García Viejo, los dos misioneros que fallecieron de ébola tanto 12/08/14 el primero, como el 25/09/14 el segundo, tras ser repatriados desde Liberia el día 07/08/14 y Sierra Leona el día 22/09/14 respectivamente.

Fuente: Centro de Coordinación de Alertas y Emergencias Sanitarias del MSSSI 9 de Octubre de 2014

8 EPIDEMIOLOGÍA

Epidemiológicamente estamos ante el brote de mayor magnitud y complejidad de EVE que se ha producido hasta la fecha. No hay ningún indicio de que la epidemia remite en los tres países con transmisión extendida e intensa (Guinea Conakry, Liberia y Sierra Leona), siendo de particular preocupación el aumento de nuevos casos en Liberia, el país afectado más severamente por la epidemia.

Según los datos de la reciente actualización de la OMS de 08 de octubre, en la semana epidemiológica 40 (SE40/2014, del 29 de septiembre al 5 de octubre), el número acumulado de casos de EVE asciende a 8.033, incluyendo 3.865 fallecidos (tasa de letalidad del 48,1%; este dato puede variar a la espera del desenlace de aquellos casos actualmente aislados). Respecto a la semana anterior, hay un aumento del 11,9% en el número de casos y del 15,8% en el número de fallecidos. Por países, la proporción de los casos letales varía entre el 31,5% en Sierra Leona y el 59,2% en Guinea Conakry.

Los trabajadores sanitarios también se han visto muy afectados en este brote. Hasta la SE40/2014, que terminó el 5 de octubre, 401 trabajadores sanitarios han desarrollado la enfermedad (5,0% de los casos), de los cuales 57,9% (232) han fallecido. Distintos factores contribuyen a poder explicar las infecciones en personal sanitario, como es la escasez de equipos de protección personal o de su uso inadecuado, así como el número insuficiente de personal para un brote tan extenso que lleva a trabajar en las salas de aislamiento más horas de lo que es considerado como seguro.

8.1.- Brotes de Enfermedad por Virus Ébola

En África ya se están produciendo en este momento dos brotes distintos por el virus Ébola, el primero notificado en marzo de 2014 por la Organización Mundial de la Salud (OMS) que está afectando a varios países de África Occidental y el segundo notificado por la OMS en agosto de 2014 en la República

Democrática del Congo.

Ambos brotes están producidos por virus Ébola, cepa Zaire, pero se trata de dos linajes distintos, y no existe evidencia de que haya un vínculo epidemiológico entre ellos.

8.1.1.- Brote de África Occidental:

La OMS distingue dos categorías de países afectados por el brote de África Occidental, en función de la intensidad de la transmisión: los países con transmisión extendida e intensa (Guinea Conakry, Sierra Leona y Liberia) y los países con un único caso importado (Senegal y EEUU), o con una transmisión localizada (Nigeria).

Según los datos de la última actualización de OMS de 8 de octubre, hasta la semana epidemiológica (SE) 40 (del 29 de septiembre al 5 de octubre) en este brote *se han notificado 8.033 casos, incluyendo 3.865 fallecidos, lo que supone un aumento del 11,9% en el número de casos y del 15,8% en el número de fallecidos respecto a la semana anterior.*

- Nigeria no ha notificado ningún otro caso nuevo desde el 5 de septiembre y todos los contactos han completado el seguimiento de 21 días. El total de casos notificados es de 20 y el de fallecidos 8.

- En Senegal, se ha notificado un solo caso importado y éste no ha fallecido. Todos los contactos han completado el seguimiento de 21 días y no se ha notificado ningún nuevo caso de enfermedad por virus ébola (EVE).

- EEUU notificó un caso importado el 30 de septiembre. El 8 de octubre ha fallecido. Se están siguiendo a 48 contactos.

- Algunos trabajadores sanitarios se están viendo afectados de forma muy alarmante en este brote en concreto. Hasta el 5 de octubre, 401 trabajadores sanitarios han desarrollado EVE (5,0% del total de los casos) y 232 han fallecido, como se ha podido constatar.

- La letalidad es del 48,1%, variando entre el 31,5%, en Sierra Leona y el 59,2% en Guinea Conakry. Este dato puede variar a la espera del desenlace de los casos actualmente aislados.

8.1.2.- Brote de la República Democrática del Congo:

- A 5 de octubre hay un total de 70 casos y 43 fallecimientos, lo que supone una letalidad del 61,4%. En este brote el 11,4 % de los casos han sido trabajadores sanitarios. Se están siguiendo a 305 contactos.

- El 6 de octubre España notifica el primer caso de EVE de transmisión secundaria en el país. El caso es una auxiliar de enfermería que atendió al caso repatriado de Sierra Leona los días 24 y 25 de septiembre, empleando en todas las ocasiones el equipo de protección personal apropiado.

8.2.- Actualización epidemiológica por países

En **Liberia**, hasta el 4 de octubre se han notificado hasta un total de 3.924 casos (941 confirmados) incluyendo 2.210 defunciones. El número total de casos nuevos notificados hasta el 4 de octubre, ha aumentado un 6,2% y el número de fallecidos un 10,6% respecto a los acumulados hasta el 28 de septiembre. En esta última semana sigue habiendo un gran número de nuevos casos sospechosos, pero por otra parte, sigue disminuyendo el número de casos nuevos confirmados; hay evidencia convincente entre encuestados y personal de los laboratorios del país, y de que hay una infranotificación extendida de nuevos casos. Esto puede ser reflejo de retrasos en el cruce de los resultados de laboratorio con los datos de la propia vigilancia clínica. En este país, la proporción de casos sospechosos que resultan en fallecidos es alta (491 muertes de 1188 casos sospechosos; 41,3%) lo que sugiere que muchos de todos esos casos sospechosos son realmente unos casos genuinos. Tal como se ha podido constatar de estos datos, hasta el día 4 del mes de septiembre, sigue habiendo una transmisión activa (nuevos casos en los últimos 21 días), en casi todos los distritos del país, salvo en dos distritos de ellos.

En **Sierra Leona** la situación que refleja, continúa deteriorándose a nivel nacional, con un aumento en los nuevos casos notificados. En la SE40/2014 se han notificado un total de 2.789 casos (2455 confirmados) incluyendo 879 defunciones. El número de casos nuevos notificados en la SE40/2014, ha aumentado un 21,1% y el número de fallecidos un 41,3% respecto a la semana anterior.

Guinea Conakry, la situación permanece estable y en la SE40/2014 se ha notificado un total de 1.298 casos (de los 1044 confirmados) incluyendo las 768 defunciones. El número de casos nuevos notificados en la SE40/2014, ha aumentado un 12,2% y el número de los fallecidos en un 8,2%, respecto a la semana anterior. El distrito de Lola, que limita con Costa de Marfil, ha notificado por primera vez casos confirmados.

Nigeria no ha notificado ningún otro caso nuevo desde el 5 de septiembre y todos los contactos (891) han completado ya todo el seguimiento de los 21 días. El total de casos notificados ha sido de 20 y el de fallecidos 8. Próximamente finaliza el segundo periodo de incubación desde que se aisló el último caso.

En **Senegal**, todos aquellos contactos han

completado el seguimiento de 21 días y no se ha notificado ningún nuevo caso de EVE, por lo que sólo se ha comunicado un caso importado y no ha habido ningún fallecido. El 7 de octubre finalizó el segundo periodo de incubación desde que se aisló el último caso.

La **República Democrática del Congo** hasta el 5 de octubre el número de casos acumulados atribuibles a EVE son 70, siendo 30 los casos confirmados. Se han producido 43 fallecimientos (tasa de letalidad del 61,4%). Se están siguiendo a los 305 contactos. La mayoría de casos de EVE se encuentran en las localidades de Lokolia, Boende y de Watsi Kengo. El 11,4% de los casos (ocho) son trabajadores sanitarios y todos han fallecido.

Todos los casos han sido localizados en el condado de Jeera, perteneciente a la provincia denominada Ecuador, en las localidades de Watsi Kengo, Lokolia, Boende, Boende Muke.

En **EEUU**, el caso confirmado falleció el 8 de octubre. A 8 de octubre, el CDC publica que se está realizando el seguimiento de los 48 contactos, 10 de ellos con alguna exposición confirmada y 38 con exposición posible.

En **España** como ya hemos señalado, el 6 de octubre de 2014, se notificó el primer caso de EVE de transmisión secundaria en el país. El caso es de una auxiliar de enfermería que atendió al paciente que fue repatriado desde Sierra Leona el 22 de septiembre y que falleció tres días después. La auxiliar Teresa R; estuvo en contacto con el caso repatriado los días 24 y 25 del mes de septiembre, empleando en las dos únicas ocasiones el equipo completo de protección personal apropiado. La madrugada del 6 de octubre presentó fiebre, malestar general, tos y náuseas (sin vómitos) y contactó con el Sistema de Alertas de la Comunidad de Madrid. Un equipo de emergencias 112 fue a su domicilio y la trasladó hacia el Hospital de Alcorcón, donde se la aisló. Se enviaron todas sus muestras al Laboratorio de Referencia Nacional, el cual confirmó el diagnóstico de EVE en ese mismo día. La paciente está ingresada actualmente en el Hospital Carlos III de Madrid. Donde se han identificado a los contactos y están bajo vigilancia activa.

Fuente: Centro de Coordinación de Alertas y Emergencias Sanitarias del MSSSI 9 de Octubre de 2014

9 INFORMACIÓN ADICIONAL

9.1.- Los mitos sobre la enfermedad del Ébola.

La enfermedad ha ocupado titulares a nivel mundial durante todas las últimas semanas, sobre todo desde que aparecieran los primeros casos en España y Estados Unidos. Pero si bien es cierto que este mal ya ha cobrado la vida de más de las 4.000 personas en el continente africano, donde muchas de sus características han sido muy exageradas o mal comprendidas, generando aún más temor en la población.

Por todo ello presentamos una recopilación de los mitos más extendidos sobre el ébola, con el fin de arrojar algo de luz sobre las verdaderas condiciones en las que actúa este virus.

Mito 1: El ébola es altamente contagioso. Contrario a lo que se puede creer, el ébola no se transmite a través del aire, sino de fluidos corporales. En este sentido, algunos expertos afirman que enfermedades como la gripe o el sarampión son mucho más propensas a poder expandirse.

De hecho, para contagiarse de ébola una persona debe estar en contacto con los fluidos corporales de alguien que esté visiblemente infectado. Esto incluye su sangre, la saliva, su vómito y, posiblemente, su sudor. En este caso, la infección procederá si llegan a tus mucosas, como orificios nasales, boca u otros similares.

Para hacernos una idea, consideremos que el ébola tiene un índice de contagio de sólo 2 personas en promedio. La gripe aviar tiene un promedio de 5, las paperas de 10 y en el sarampión un impresionante promedio de 18 personas.

Mito 2: Una persona en apariencia sana puede contagiarnos de ébola.

Con casi toda la probabilidad, NO nos contagiará. Consideremos que el ébola tiene un periodo de incubación de 21 días. Si bien este lapso nos lleva a pensar que alguien puede viajar desde África y desperdigar así la enfermedad, mientras alguien no muestre los síntomas iniciales, por lo general tampoco es infeccioso. Ni siquiera al haberle dado la mano a una persona con el virus nos hará contraerlo en unas condiciones normales. Una excepción importante concierne a las personas que han contraído el virus y que se han recuperado. Dado que el virus puede todavía mantenerse en el semen durante los 3 meses posteriores a una recuperación, y es mejor abstenerse del sexo o, por lo menos, usar el preservativo para protegerse.

Mito 3: Si te contagias del ébola, probablemente mueras.

Si bien es cierto que algunos de los brotes más virulentos de ébola han tenido tasas de mortalidad de un 90%, bajo las condiciones de cuidado adecuadas, estas pueden reducirse. Por ejemplo, de los últimos 8.000 pacientes diagnosticados de ébola, 3.865 murieron, lo que se traduce en una tasa de mortalidad de 48%. Gran parte de esta cifra se debe a las muy precarias condiciones de atención de los hospitales en África, por lo que los centros médicos occidentales suelen tener grandes posibilidades de ofrecer una mayor garantía de supervivencia a los pacientes.

Mito 4: Deberíamos poner en cuarentena a cualquier persona que parezca tener ébola.

Aunque muchos de nosotros pudiéramos

pensar en la prevención como la mejor de las alternativas, sería casi imposible, porque los síntomas de las primeras etapas del ébola son muy difíciles de distinguir sobre los de una gripe, lo que implicaría aislar a un número masivo de personas. Si consideramos que muchas veces han surgido algunos casos en aeropuertos y hospitales sobre "posibles casos de ébola" que, en su mayoría, acaban siendo falsas alarmas.

Mito 5: Deberíamos revisar a todas las personas en los aeropuertos.

Dado el gran número de pasajeros que llegan diariamente a un aeropuerto, no sólo sería muy poco práctico, considerando que la mayoría de ellos no proviene del oeste de África, sino que medidas como sensores de temperatura acabarían generando una gran cantidad de falsas alarmas. Tal como han señalado las autoridades sanitarias a nivel mundial, el método más efectivo es revisar a las personas en el momento en que se van a embarcan en aeropuertos de países con brotes de ébola. De igual forma, los Estados Unidos efectuó un control especial en los aeropuertos que reciben a gran cantidad de pasajeros desde el oeste de África.

Mito 6: El ébola tiene devastado a África.

Guinea Conakry, Liberia y Sierra Leona son

en la actualidad las tres naciones con mayores brotes de la actual enfermedad, lo que les ha acarreado más problemas de salud, sociales y económicos que están siendo reconocidos en conjunto a las naciones más poderosas en busca de ayuda.

Pero considerando que África es todo un continente que abarca a más de 50 naciones, esto se traduce en que tan sólo el 1% de los recursos locales están afectados. Más aún, el ébola es de lejos la principal preocupación sanitaria en un continente donde el SIDA, la malaria y la tuberculosis se han cobrado un número mucho mayor de víctimas, aunque sin la cobertura mediática que acompaña al ébola.

Fuente: Science Magazine 12/10/2014

9.2.- Bulos sobre el Ébola

Casi todas las redes sociales o aplicaciones como WhatsApp han permitido la difusión de numerosos bulos o falsas informaciones, sin ningún tipo de escrúpulos.

Tras el reciente caso en España de nuestra Auxiliar de Enfermería Teresa R, la primera contagiada por el virus del ébola en Europa, se ha desatado la lógica preocupación entre los ciudadanos de nuestro país e incluso más allá de nuestras fronteras.

El tema del ébola está en boca de todos; y por ende de los medios de comunicación, que trabajan al minuto para garantizar el derecho de todos los ciudadanos para poder estar bien informados.

No obstante, hay personas que se dedican a propagar bulos, fomentando así, un miedo injustificado e incluso gran pánico entre la población. Durante estas últimas semanas ha trascendido que se están lanzando numerosos bulos y varios mensajes falsos a través de la aplicación WhatsApp así como por la mayoría de las diferentes redes sociales.

Tanto la Policía Nacional como la Guardia Civil han advertido contra estos bulos a través de sus respectivas cuentas de Twitter y han pedido a los ciudadanos que no los difundan.

En muchas más ocasiones se trata de unos fotomontajes en los que se utiliza la cabecera de un determinado medio de comunicación mostrando un titular manipulado, Falso. Por ejemplo: *"Nuevo infectado por el Ébola, es un alumno de biología en la universidad Autónoma de Madrid"*. Falso: aunque se presente a modo de pantallazo, se trata de una manipulación.

Otro de los mensajes más extendidos a través de WhatsApp nos induce a la alarma asegurando que son ya numerosos los infectados por el ébola. Falso. Otros bulos apuntan a inventar otros nuevos casos de contagio en distintas ciudades a lo largo de toda la geografía española. E incluso suelen utilizar unos comunicados falsos de alguna universidad.

Pero en consecuencia, ¿cómo distinguir un mensaje o pantallazo verdadero de otro falso? Los expertos dan varios consejos:

- Sospechar si la fotografía enviada por WhatsApp o las redes sociales es solo un pantallazo, sin ofrecer de forma clara el enlace o link que conduce a la noticia del medio de comunicación.
- Observar el mensaje en su conjunto y no quedarse tan solo con el titular, y leerlo con espíritu crítico, pensando si podría tratarse de un bulo.
- No reenviar ni compartir un mensaje sin contrastarlo bien antes, para no fomentar sin necesidad el pánico.
- En el caso de haber comprobado que se trata de un bulo más, informar a quien te lo ha enviado.
- Buscar la información directamente en los medios de comunicación oficiales.
- En caso de que aún persistieran las dudas, en la Comunidad de Madrid se ha puesto a disposición de los ciudadanos un teléfono y un email de información: 91 400 00 01 / sanidadinforma@salud.madrid.org

Se calcula que alrededor de un 75% de los ciudadanos se creen lo que les llega al móvil o a sus cuentas de las redes sociales.

9.3.- Preguntas más frecuentes sobre el Ébola

Como ya hemos destacado, hay dos brotes distintos de enfermedad por el virus del Ébola en África: el brote que está afectando a varios países de África Occidental y el brote de la República Democrática del Congo. La OMS distingue dos categorías de países afectados en el brote de África Occidental, en función de la intensidad de la transmisión: los países con transmisión ya extendida e intensa (Guinea Conakry, Sierra Leona y Liberia) y los países con casos importados (Senegal, EEUU y en España), o con una transmisión localizada (Nigeria).

1. ¿Qué es la enfermedad por el virus del Ébola?

Pues, la EVE, se trata de una enfermedad grave, con relativa frecuencia letal, cuya tasa de mortalidad puede llegar hasta el 90%. La enfermedad afecta a personas y a primates no humanos (monos, gorilas y chimpancés).

Los síntomas de la enfermedad pueden aparecen entre los dos días y hasta los 21 días después de la exposición al virus del Ébola. La enfermedad puede presentarse bruscamente con fiebre, dolor de cabeza, dolores articulares y/o musculares, debilidad, diarrea, vómitos, dolor de estómago, falta de apetito y sangrado anormal.

2. ¿Cómo se transmite el virus del Ébola?

Aquellas personas que no tienen síntomas no transmiten la enfermedad. El virus del Ébola se transmite por contacto directo con la sangre o los fluidos corporales de una persona infectada y con síntomas de la enfermedad, personas ya muertas e infectadas y por la exposición a todos los objetos que han sido contaminados con algunas de las secreciones infectadas (agujas, jeringas, ropa, etc).

El contacto con fluidos corporales incluye el semen que puede permanecer infectivo durante las siete u ocho semanas siguientes a la recuperación del enfermo, por lo que en ese periodo el contacto sexual debe evitarse.

También se puede contraer la enfermedad a través del contacto directo con sangre u otros fluidos corporales de animales salvajes como los monos, antílopes selváticos y murciélagos, vivos o muertos y por el consumo de su carne mal cocinada (ver también preguntas 8 y 15).

El virus Ébola no se transmite ni por el agua, ni por el aire.

3. ¿Cuál es el riesgo de infectarse?

Las personas que presentan mayor riesgo de infección en el brote actual de África Occidental, en los países afectados son: el personal sanitario, los familiares o personas que hayan estado en contacto estrecho con enfermos de Ébola o con el cuerpo de un difunto por Ébola durante las ceremonias de inhumación y los cazadores que hayan tenido contacto con animales muertos en los lugares afectados por el brote.

El riesgo para los ciudadanos en España, en relación con el actual brote de enfermedad por el virus del Ébola en África Occidental, se considera muy bajo.

El sistema sanitario español está preparado para la detección precoz de los potenciales pacientes de la enfermedad por el virus del Ébola procedentes de los países afectados y para la aplicación de las medidas de control necesarias, e incluidas en el protocolo de actuación frente a la enfermedad por virus del Ébola.

La Organización Mundial de la Salud ha recomendado que los países afectados tomen medidas con el objeto de minimizar el riesgo de la posible diseminación internacional de la enfermedad.

Para los residentes o viajeros españoles a

las áreas afectadas el riesgo de adquirir la enfermedad se considera también muy bajo. Aunque en las zonas afectadas ha aumentado el número de personas infectadas por la existencia ya de una transmisión comunitaria, incluyendo la transmisión en zonas urbanas como las capitales de los países afectados (Freetown, Conakry, Monrovia y Lagos), el riesgo de infección sigue siendo muy bajo siempre que se sigan las recomendaciones emitidas por el Ministerio de Sanidad, Servicios Sociales e Igualdad (ver también la pregunta 4).

4. ¿Cuáles son las medidas básicas para evitar el contagio?

Fundamentalmente consisten en mantener las normas básicas de higiene (lavado de manos frecuente con jabón o antiséptico) y evitar el contacto directo con la sangre, órganos u otros fluidos corporales de un enfermo por virus del Ébola o un cadáver, así como con los objetos que pudieran estar contaminados por esos fluidos, y con animales infectados o sus cadáveres, procedentes de las áreas afectadas.

5. ¿Qué se está haciendo en los países afectados para contener la infección?

Las autoridades sanitarias nacionales están estableciendo medidas de aislamiento y apoyo hacia los enfermos por el virus del Ébola y haciendo la identificación y seguimiento de los contactos de riesgo. En estas actividades, las autoridades locales reciben apoyo de las organizaciones internacionales.

En los aeropuertos de Guinea, Liberia, Sierra Leona y Nigeria (Lagos) se evalúan los posibles síntomas de la enfermedad por el virus del Ébola, incluyendo la toma de la temperatura corporal, de todos los pasajeros que salen de la zona.

Además todos los pasajeros están obligados a responder a un cuestionario sobre salud. La Organización Mundial de la Salud y otros organismos internacionales junto con las organizaciones no gubernamentales ya están canalizando los apoyos y aumentando la ayuda hacia los países afectados para mejorar los recursos y la capacidad sobre el terreno y enviando a expertos para ayudar en la gestión de esta situación.

6. ¿Qué medidas está tomando el Ministerio de Sanidad en España?

El Ministerio de Sanidad, Servicios Sociales e Igualdad, en colaboración con las distintas Consejerías de Sanidad de las Comunidades Autónomas, el Instituto de Salud Carlos III y las sociedades científicas ha puesto en marcha un protocolo frente a enfermedad por el virus del Ébola en toda España, con el objetivo de garantizar la detección y el diagnóstico precoz de algún posible caso y adoptar de manera inmediata las medidas de control adecuadas.

El Ministerio de Sanidad trabaja en estrecha colaboración y coordinación con los otros ministerios afines como son los de (Asuntos Exteriores y Cooperación, Fomento y Hacienda y Administraciones Públicas).

Se trabaja en estrecha colaboración y se siguen así todas las recomendaciones de la Organización Mundial de la Salud y de los órganos de la Unión Europea como puede ser el Centro Europeo de Prevención y Control de Enfermedades.

España no recibe a los vuelos comerciales directos procedentes de Guinea Conakry, Liberia o Sierra Leona, aunque sí recibe vuelos de Nigeria (Lagos).

Los servicios de la Sanidad Exterior del Ministerio de Sanidad, ubicados en todos los puntos de entrada a nuestro país comprueban todas las declaraciones sanitarias (Declaración General de Aeronave y la Declaración Marítima de Sanidad) de todos los aviones y buques que procedan de los países afectados.

Se han elaborado notas informativas para distribuir a los pasajeros procedentes de las áreas afectadas. Asimismo se han elaborado carteles con más información para todos los viajeros que lleguen a España (incluyendo vuelos no directos de los países afectados).

El Ministerio de Sanidad, ha proporcionado también indicaciones a las compañías aéreas y a las tripulaciones para la gestión de los pasajeros que pudieran estar enfermos y para la desinfección de las aeronaves.

7. ¿Qué recomendaciones de viaje a los países afectados se han establecido en el Ministerio de Asuntos Exteriores?

El Ministerio de Asuntos Exteriores y Cooperación suele actualizar periódicamente aquellas recomendaciones dirigidas hacia los ciudadanos españoles que quieran viajar a los países afectados que se pueden consultar en su página Web. A continuación destacamos la información referente a Guinea:

ANTE EL INCREMENTO IMPORTANTE Y CONTINUO DE LA INCIDENCIA DE LA EPIDEMIA DE FIEBRE HEMORRÁGICA DE TIPO ÉBOLA, SE DESACONSEJA TODO VIAJE A GUINEA. En especial, se debe evitar viajar a la zona de la Guinea Forestal, principal foco de la epidemia y, en concreto, a las prefecturas de Guéckedou, de Macenta, de N'zérékoré y de Yomou. La capital, Conakry, y aquellas prefecturas circundantes también son focos activos de la epidemia. Recientemente se han producido algunos disturbios en la ciudad de N´zérékoré. Y no se descarta el que puedan producirse en otras ciudades del país.

Hay que tener muy en cuenta que Guinea-Bissau, Senegal y Costa de Marfil han cerrado sus fronteras con Guinea.

Se sugiere leer con mucha atención el resto de estas recomendaciones de viaje.

Los españoles que permanezcan en el país deben ser conscientes que las condiciones sanitarias son muy deficientes y de que, en estos momentos, las posibilidades de atención sanitaria de una mínima calidad y fiabilidad son muy escasas. Asimismo, se recuerda que pudiera haber próximas restricciones tanto para salir del país como para desplazarse a determinadas de sus áreas. En consecuencia, aquellos españoles cuya presencia no sea estrictamente necesaria deberían de valorar muy seriamente la conveniencia de salir temporalmente del país.

Así, las Autoridades sanitarias de Guinea anunciaron el 22/03/2014 la existencia de una epidemia de virus Ébola en el país y luego el 13/08/2014, el gobierno guineano declaró el Estado de Urgencia Sanitaria en todo el país.

La Clínica Ambroise Paré, es la principal clínica privada de referencia en Conakry por ofrecer unas mínimas garantías, pero que se encuentra en la actualidad cerrada tras la detección de un caso de Ébola. No se puede descartar que alguna de las otras clínicas cierre temporalmente también si se detectara algún caso de Ébola.

Dadas las limitaciones ya antes señaladas, resulta imprescindible contratar antes del viaje un seguro médico de cobertura internacional que incluya la repatriación.

Se ruega consultar el apartado "Sanidad" de esta misma Recomendación de Viaje (son las siguientes):

La falta de infraestructura sanitaria en el conjunto del país que se han visto agravadas por la actual epidemia del virus Ébola. (Se recomienda una atenta lectura del contenido de este apartado así como del apartado Notas Importantes justo al principio de estas Recomendaciones).

Desde su declaración, esta epidemia se localizó inicialmente en diversas prefecturas del interior del país (principalmente, en Guéckédou, Kissidougou, Macenta), y en la capital, Conakry. A lo largo de la evolución de la epidemia, se han señalado también casos en Dabolá, Dinguiraye, Boffa y Télimélé y otras Prefecturas. El contagio también se produce por contacto directo con fluidos corporales y secreciones de personas o animales infectados vivos o muertos.

Se recomienda seguir con mucha atención todas las informaciones y recomendaciones sanitarias emitidas por parte de las autoridades guineanas y la Organización Mundial de la Salud (OMS), para evitar la estancia y los desplazamientos que no sean imprescindibles hacia la Región de la Guinea Forestal (muy especialmente a las tres Prefecturas afectadas ya de Guéckédou, Macenta y Kissidougou N'zérékoré y Yomou), evitar el consumo de carne de caza y, dado el carácter contagioso de la enfermedad, respetar en todo caso, medidas rigurosas de higiene, especialmente el lavado frecuente de manos y evitar el contacto con personas afectadas por el virus.

Sería muy necesario tomar un tratamiento preventivo contra la malaria, endémica en el país. Dado que la disponibilidad local para obtener los medicamentos es muy reducida (especialmente en determinadas regiones), se recomienda llevar un botiquín bien surtido. La situación sanitaria se degrada mucho durante la estación de las lluvias (mayo a noviembre) en las que existe un mayor peligro de contraer enfermedades infecciosas, especialmente el cólera, del que se han dado casos en diversos puntos del país, incluida la capital, Conakry.

Así, Conakry fue la ciudad con más casos detectados (4.617). Y debe prestarse especial atención a todas las normas básicas de higiene evitando la ingesta de agua no embotellada, así como el consumo de frutas y verduras que no hayan sido previamente desinfectadas.

Durante las primeras semanas del año 2014 se registraron 2.157 casos más de sarampión en todo el país, con 6 fallecimientos. El mayor número de casos se produjeron en la capital, siendo la Comuna de Matoto el distrito más afectado (1.173 casos durante los meses de enero y febrero).

La Clínica Ambroise Paré que se encuentra actualmente cerrada tras la detección de un caso de Ébola. En caso de una emergencia se puede contactar con la Clínica Pasteur al 621350101 y/o con la Embajada de España llamando también a un número de teléfono de emergencia consular el (224) 664 33 54 93, activo durante las 24 horas. No se puede descartar que haya cierre temporal de clínicas privadas si se detectasen casos de Ébola entre sus enfermos.

Nota:

Dadas las limitaciones ya antes señaladas, resulta imprescindible contratar antes del viaje un seguro médico de cobertura internacional que incluya la repatriación.

8. ¿Se han impuesto algunas de las restricciones /prohibiciones a viajes o comercio internacional?

La Organización Mundial de la Salud, en su declaración del brote de enfermedad por el virus del Ébola en África Occidental como Emergencia de Salud Pública de Importancia

Internacional, señaló expresamente que no debe haber ninguna restricción general de los viajes o del comercio internacional.

9. ¿Existe algún tipo de alimento que suponga un riesgo de transmisión de la enfermedad y que pueda entrar en la Unión Europea?

La enfermedad por el virus del Ébola no se transmite por los alimentos. Pero no obstante, podría suponer un riesgo de trasmisión la carne de algunos animales, especialmente la carne fresca de caza (de monos, chimpancés, antílopes y murciélagos).

En este sentido, en el ámbito de la Unión Europea no está autorizada la importación de carne ni de los productos a base de carne procedentes de ninguno de los países de la zona afectada.

10. ¿Existe riesgo para las personas que manipulan equipajes y/o mercancías?

El riesgo para aquellos manipuladores de equipaje o de mercancías es muy bajo, puesto que los pacientes con algunas manifestaciones clínicas graves que los podrían contaminar suelen estar ingresados en centros sanitarios.

En todo caso, a través de los controles de salida internacionales de las áreas afectadas, no se permite el embarque a ninguna persona con esta sintomatología en ningún medio de trasporte internacional.

11. ¿Existe riesgo para los turistas o los viajeros por motivos de trabajo que van a los países o zonas afectadas?

El riesgo de que los turistas u otros viajeros que visiten áreas afectadas, se infecten con el virus del Ébola y desarrollen la enfermedad después de regresar, es muy bajo, incluso si la visita incluye localidades en las que se hayan notificado casos.

Para la transmisión de este virus se requiere el contacto directo con la sangre, secreciones, órganos u otros fluidos corporales de alguna persona o de animales infectados o muertos, estas exposiciones son bastante improbables para el viajero medio. (Ver también preguntas 3, 4 y 15).

12. ¿Cuál es el riesgo para los viajeros que visitan amigos o familiares en los países o zonas afectadas?

El riesgo para aquellos viajeros que visitan a amigos y familiares en los países afectados es muy bajo, a menos que el viajero tenga algún contacto físico directo con alguna persona o animal enfermo o muerto, infectado con el virus del Ébola, o con sus fluidos corporales. En este caso siempre hay que informar a las autoridades sanitarias para poder confirmar la exposición y evitar una propagación ulterior.

13. ¿Cuál es procedimiento en el caso de que una persona procedente de los países o zonas afectadas presentara síntomas durante su regreso en algún vuelo u otro medio de transporte?

Pues en este caso los Servicios de Sanidad Exterior del Ministerio de Sanidad realizarían una completa evaluación médica, aislamiento y la asistencia médica si así se considerara necesario.

Aunque el riesgo entre compañeros de viaje es muy bajo, en esta situación y si fuera preciso, los Servicios de Sanidad Exterior recomendarían el seguimiento de contactos.

14. ¿Tienen riesgo los trabajadores sanitarios y voluntarios o cooperantes?

Se ha estimado un riesgo de bajo a muy bajo para los trabajadores sanitarios junto con los voluntarios o los cooperantes en las áreas afectadas, cuando son usados correctamente todos los equipos de protección.

15. ¿Qué precauciones deben de seguir aquellos viajeros y/o residentes que se dirigen a los países o zonas afectadas?

Para aquellos viajeros o residentes que se dirigen hacia las zonas afectadas, el riesgo de infección se puede reducir al mínimo, cuando se mantienen todas las siguientes medidas de precaución:

- Evitar el contacto con sangre o fluidos corporales de una persona o un cadáver infectado con el virus del Ébola.
- Evitar el contacto con los animales silvestres/salvajes, vivos o muertos o de su carne cruda o poco cocinada.
- Evitar las relaciones sexuales con varones enfermos o que se hayan recuperado de la enfermedad por el virus del Ébola durante al menos 7 semanas,
- Tener contacto con cualquier objeto como (las agujas, ropas, etc.) que se hayan contaminados con sangre o fluidos corporales de una persona enferma o sospechosa.

16. ¿Qué tengo que hacer si regreso de alguna zona o país afectado?

Los viajeros que retornan desde las áreas afectadas deben de saber que si presentan algunos síntomas de la enfermedad infecciosa como son: fiebre de más de 38ºC y dolor muscular, dolor de cabeza, dolor de garganta, vómitos, diarrea o hemorragia, durante los 21 días posteriores al regreso, deben de llamar al teléfono de emergencias 112, informando de toda su sintomatología y de su reciente viaje.

Fuente: Centro de Coordinación de Alertas y Emergencias Sanitarias (CCAES), Ministerio de Sanidad, Servicios Sociales e Igualdad.

9.4.- Últimos datos sobre el Ébola

Con estos últimos datos que ya maneja la Organización Mundial de la Salud (OMS) desde Ginebra, ya se puede confirmar a solo unas horas de la publicación de los mismos, que según el último recuento oficial de casos de ébola, realizado el pasado jueves día 23 de octubre, ya son más de 10.000 las personas infectadas por el virus del ébola de las cuales unas 5.000 ya han fallecido por esta causa. El brote sigue concentrado principalmente en la región de África Occidental.

Acorde con los datos de la OMS, hay ya contabilizadas 10.142 infecciones en ocho países que son Guinea Conakry, Liberia, Malí, Sierra Leona, España, Estados Unidos, Nigeria y Senegal. La organización también ha comunicado detalles del ébola en la República Democrática del Congo, donde también existe un brote independiente, causado por otra cepa de esta enfermedad.

Y el país más afectado sigue siendo Liberia con 4.665 casos, seguido de Sierra Leona con 3.896 y de Guinea Conakry con sus 1.553. La OMS destaca que es dentro de estos tres países donde ha fallecido el mayor número de personas por la actual epidemia de fiebre hemorrágica, la peor de la historia, y desde ellos se ha exportado la infección a los demás países afectados.

Se confirma que Malí, con un primer caso de ébola confirmado el 23 de octubre, es el último país que ha recibido al mortífero virus. La paciente era una niña de dos años que viajó desde el distrito de Kissidougou en Guinea con su abuela hacia la ciudad de Kayes, de 170.000 habitantes, situada al oeste de Malí, fallecida recientemente.

En este último informe de la OMS hace mención a la situación en España, precisando que los análisis que fueron practicados a la paciente española dieron resultado negativo por dos veces, el 19 y el 21 de octubre. No obstante, España será declarada sin ébola sólo 42 días después de la fecha del segundo test negativo y en el caso que no haya ninguna nueva infección.

Cuatro casos de infección y una víctima mortal han sido declarados en los Estados

Unidos. El más reciente de ellos es el de un médico que había sido voluntario en Guinea Conakry hasta que este volvió a Nueva York el pasado día 17 de octubre. El paciente fue controlado e ingresado cuando comenzó a mostrar los primeros síntomas.

De acuerdo con la agencia sanitaria de la ONU, en la actual República Democrática del Congo se habían declarado con fecha del 21 de octubre, 67 casos de ébola. Entre ellos 38 han sido ya confirmados, 28 son probables y uno de ellos está sin confirmar. Este brote, como hemos indicado, es independiente al estar causado por otra cepa diferente del que ocurre actualmente en la región de África Occidental.

Fuente: OMS Recuento oficial de casos de ébola 23 de Octubre de 2014

10 BIBLIOGRAFÍA

- *Arboledas Brihuega D. Fiebre hemorrágica por Ébola. Alicante: Editorial Club Universitario; 2012.*

- *ECDC. Outbreak of Ebola haemorrhagic fever in Guinea. Rapid Risk Assessment. 2014.*

- *European Center for Disease Prevention and Control. ECDC fact sheet: Ebola and Marburg fever: ECDC; 2014*

- *Manual para el Control de la Infección por fiebre Hemorrágicas de Origen Vírico. 2001, Disponible en: http://www.cdc.gov/ncidod/dvrd/spb/mnpages/vhf manual/entire.pdf*

- *Molina Ruiz D, Gómez Salgado J, Medina Aragón F J. Cuidados en Laboratorios de Inmunología, Genética, Citología, Anatomía Patológica y Microbiología. Madrid: Enfo Ediciones; 2010.*

- *Organización Mundial de la salud. Sitio de Información de Eventos. Reglamento Sanitario Internacional. Ginebra: OMS; 2005.*

- *Sánchez A, Geisbert TW, Feldmann H. Filoviridae: Virus de Marburgo y de Ebola. En: Knipe DM, Howley P.M., editores. Coloca la virología. Philadelphia: &amp de Lippincott Williams; Wilkins; 2006. Págs. 1409-1448.*

- *Walter Ledermann D. Ébola: Corta y reciente historia de un joven virus. Rev Chil Infect Edición aniversario 2003; 113-114.*

- *World Health. Ebola haemorrhagic fever - Global Alert and Response (GAR). 2014 [Internet]. Available from: http://www.who.int/csr/disease/ebola/en/*

AGRADECIMIENTOS

A todas las personas que han creído desde siempre en este nuevo proyecto, y en especial para aquellas organizaciones no gubernamentales con las que he contactado y que sin ánimo de lucro se juegan cada día la vida en los países afectados de tan adversa epidemia de Ébola, por su apoyo y asesoramiento, ellos serán los merecidos destinatarios de los posibles beneficios que se deriven de la venta de ésta edición solidaria del presente libro, para animarles a seguir con sus programas de ayuda a las personas que son susceptibles de un contagio tan crítico. Por último y más importante, a todas aquellas personas que como nuestra compañera Teresa que con gran entereza y entrega saben dar a los demás lo mejor de sí, en su arriesgado trabajo diario. Un abrazo ENORME para tod@s.

¡Salud y Ánimo!

Diego Molina Ruiz

SOBRE EL AUTOR

Diego Molina Ruiz es ante todo un estudioso de los temas Socio-Sanitarios de actualidad. Autor y editor de diversos libros científico-técnicos relacionados con la salud y el medio ambiente.
En la actualidad trabaja para el Servicio Andaluz de Salud y como profesor de la Universidad de Huelva, donde participa como investigador de proyectos del Fondo de Investigaciones Sanitarias (FIS).

Nota del Autor

Para poder atender cualquier consulta relacionada con el presente libro o bien con su contenido, quedo en todo momento a disposición de todos los lectores en la siguiente dirección de correo electrónico:

molina.moreno.editores@gmail.com

Edición impresa en papel y ebook disponible en:
www.amazon.com y www.amazon.es

Título de la obra: Las claves más evidentes del Ébola
Serie Ébola - Libro 1 v.1.0
Editado por Molina Moreno Editores.

molina.moreno.editores@gmail.com
Primera edición: 24 de Octubre 2014
Autor de la obra: Diego Molina Ruiz
ISBN-13: 978-1503051157
ISBN-10: 1503051153
Diseño de Portada: Molina Moreno Editores

www.ingramcontent.com/pod-product-compliance
Lightning Source LLC
Chambersburg PA
CBHW051725170526
45167CB00002B/811
9781503051157